PUBLICATIONS DU *PROGRÈS MÉDICAL*

LE

BASIOTRIBE TARNIER

SON MODE D'EMPLOI

LES RÉSULTATS QU'IL PERMET D'OBTENIR

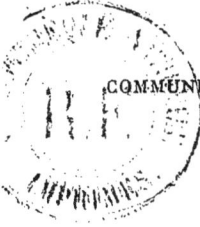

COMMUNICATION FAITE AU CONGRÈS DE COPENHAGUE

PAR

M. Paul BAR

ACCOUCHEUR DES HÔPITAUX.

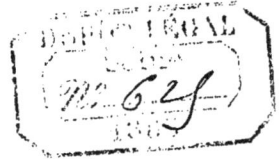

PARIS

AUX BUREAUX DU	A. DELAHAYE & E. LECROSNIER
PROGRÈS MÉDICAL	ÉDITEURS
14, rue des Carmes, 14.	Place de l'École de Médecine.

1885

Te 125
28

LE

BASIOTRIBE TARNIER

SON MODE D'EMPLOI

LES RÉSULTATS QU'IL PERMET D'OBTENIR

Messieurs,

I. — Le broiement de la tête fœtale, malgré les nom-
breux procédés qui ont été proposés pour l'exécuter,
est resté une des opérations les plus pénibles que puisse
faire un accoucheur.

Le céphalotribe, en effet, est un instrument qui broie
bien ce qui est saisi entre ses branches, mais quand la
tête est retenue au-dessus d'un détroit supérieur rétréci, il est difficile de bien placer ces branches pour
saisir la base du crâne.

Quelles difficultés ne rencontre-t-on pas quand, pendant le broiement, on veut maintenir la tête entre les
cuillers de l'instrument ? Que d'échecs ne subit-on pas
quand, l'instrument ayant été bien appliqué, le broiement ayant été satisfaisant, on veut extraire la tête ?

En un mot, bon broyeur, l'instrument de Baudeloc-
que neveu est un mauvais preneur, un mauvais teneur,
un mauvais tracteur.

Les modifications qui ont été apportées à cet instrument (je ne fais ici allusion qu'aux modifications

heureuses) ont pu atténuer certains de ses défauts, mais je crois n'être démenti par personne en affirmant qu'elles ne les ont pas fait disparaître.

Malgré tous ses défauts, le céphalotribe est cependant resté l'instrument auquel les accoucheurs avaient le plus volontiers recours, quand Simpson, s'inspirant peut-être de la pince de Mesnard, imagina le cranioclaste.

Aujourd'hui, grâce aux travaux de Braun, de Simpson, de Mangiagalli et de Fabbri, le cranioclaste a reçu droit de cité en Angleterre, en Allemagne, en Italie. A Paris, il est assez souvent employé par mon maître, le professeur Tarnier et par mes collègues des hôpitaux.

Il semble donc, malgré les intéressantes tentatives qu'on a faites avec le forceps-scie, malgré l'ingénieux procédé de transforation préconisé par Hubert, que le cranioclaste soit le seul instrument qu'on puisse substituer au céphalotribe qui, selon certains auteurs, devrait définitivement être délaissé.

Je n'ai point l'intention, Messieurs, d'établir ici un parallèle entre le céphalotribe et le cranioclaste ; mais est-il vrai qu'avec ce dernier instrument, il soit toujours facile de bien saisir la base du crâne, de la broyer assez pour que, par ses dimensions, elle ne puisse opposer aucun obstacle pendant l'extraction ? Je ne le pense pas.

J'admets sans difficulté que le cranioclaste soit un excellent instrument dans certains cas ; quand, par exemple, l'enfant se présentant par la face en mento-postérieure ou latérale, et le rétrécissement du bassin étant moyen, la tête ne tourne pas. Le cranioclaste réduit alors suffisamment le volume de la tête, il permet d'obtenir une prise solide, grâce à laquelle on pourra faire exécuter à la tête les mouvements de rotation et de progression nécessaires.

Mais il n'en est plus de même quand la tête fléchie et mobile est retenue AU-DESSUS d'un détroit supérieur mesurant sept centimètres ou moins encore dans son diamètre le plus rétréci.

Si on applique le cranioclaste sur l'occiput, on ne

saisit guère que l'occipital, on ne réduit que peu ou point la base du crâne. Veut-on défléchir la tête ? On éprouve de grandes difficultés si la perforation a été faite en arrière du bregma ; et si on réussit dans cette manœuvre, le broiement n'est pas toujours aussi complet que l'opérateur le voudrait. Car, même dans les cas où la tête est bien défléchie, on a beau introduire la branche interne assez profondément pour que son extrémité réponde à l'occipital ; on a beau enfoncer le plus possible la branche externe, la tête a toujours une tendance à remonter et à s'échapper hors de l'instrument ; la partie de la base qui est broyée est alors beaucoup moins étendue qu'on ne l'eût voulu et qu'on ne l'eût espéré au début de l'opération.

. Mais une fois cette partie broyée, le cranioclaste tient bon et ne glisse pas ; c'est un bon tracteur.

En somme, le cranioclaste est un bon teneur, un bon tracteur ; il n'est qu'un broyeur médiocre. Il n'est plus qu'un tracteur infidèle quand on n'a saisi que l'occipital ou un des pariétaux ; on ne réussit souvent alors qu'à arracher le fragment de la voûte qui a été saisi.

Or, le 11 décembre 1883, M. le professeur Tarnier a présenté à l'Académie de médecine un instrument nouveau destiné à faire le broiement de la tête et auquel il a donné le nom de basiotribe.

Je désire attirer votre attention sur cet instrument qui paraît réunir les avantages du cranioclaste et ceux du céphalotribe ; car il saisit, fixe solidement la tête comme le premier, et peut ensuite la broyer complètement.

II. « Le basiotribe de M. Tarnier se compose de trois branches d'inégale longueur, étagées, et d'une vis d'écrasement. Sa longueur totale est de 41 centimètres. Quand il est articulé et serré, sa largeur d'un côté à l'autre, est de 4 centimètres. Si on le mesure d'avant en arrière, on trouve 4 centim. 1/2 dans sa partie la plus large, près de l'extrémité des cuillers. Son poids total est de 1200 grammes. » (Tarnier, Académie de médecine, 11 décembre 1883.)

Voici, d'après les conseils et les recherches de M. Tarnier, d'après les expériences que j'ai faites sous sa direction (expériences dont les principaux résultats sont exactement figurés dans les dessins suivants) quelques-unes des règles qui doivent être suivies dans l'application de cet instrument.

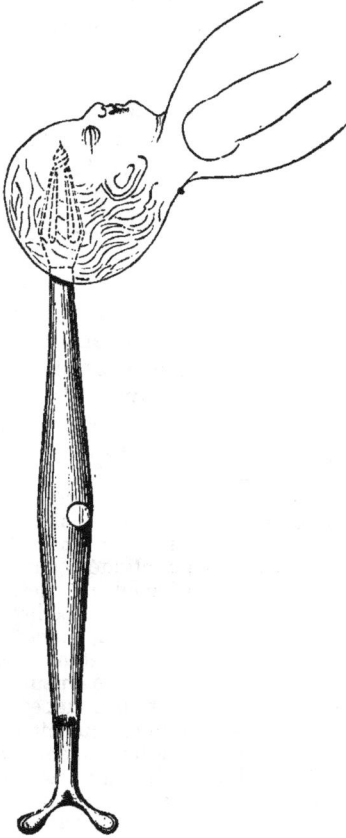

III. Quand l'enfant se présente par le sommet en O I G T, on prend la branche la plus courte de l'instrument, branche qui porte un perforateur quadrangulaire et on fait pénétrer son extrémité dans le crâne en lui imprimant un mouvement de rotation. « Ce perforateur agit comme un alésoir et fait au crâne une ouverture arrondie. Dès que l'extrémité olivaire de ce perforateur a pénétré dans la cavité crânienne, on arrête le mouvement de rotation et l'on pousse doucement cette branche jusqu'à ce que sa pointe soit arrêtée par la résistance de la base du crâne, avec laquelle elle devra rester en contact jusqu'à la fin de l'opération. » (Tarnier, loc. cit.)

Fig. 1. — Introduction du perforateur. Le fœtus en expérience était fort petit.

La figure 1 représente ce premier temps de l'opération. Le perforateur a pénétré dans la voûte du crâne sur la suture saginale un peu en avant de la fontanelle postérieure et la pointe de l'instrument est dirigée vers la base du frontal (1).

(1) Nous supposons qu'il s'agit ici d'une position transverse, car

Il ne faut nullement chercher à se servir du perforateur pour faire éclater la base, ni pour la perforer,
et, pour bien indiquer l'importance de cette règle, j'ai,
sur ces dessins, donné au perforateur une extrémité
mousse (1).

Dès que l'instrument rencontre une résistance indi-
quant que l'extrémité de l'instrument a atteint le frontal, on pousse légèrement le manche du perforateur
de bas en haut, de manière à bien fléchir la tête. Dès
qu'on juge cette flexion suffisante, on confie le manche
de l'instrument à un aide et on procède à l'introduction de la seconde branche.

Cette branche qui, par sa forme, rappelle la branche
gauche du forceps, sera tenue de la main gauche et
appliquée à gauche du bassin; ici, par conséquent contre
l'occiput. Quand l'introduction de cette branche est
achevée, on va articuler ; mais avant de procéder à ce
temps, l'opérateur reprendra le manche du perforateur,
s'assurera que son extrémité ne s'est pas déplacée (au

dans cette étude nous ne traiterons que des cas les plus fréquents.
Disons seulement que le manuel opératoire se trouve sensiblement
modifié quand la position est non plus transverse mais antérieure
ou postérieure. Les cuillers ne se trouvent plus appliquées aux extrémités du diamètre O F s'il y a une présentation du sommet, ou
de diamètre M F s'il s'agit d'une présentation de la face. Le broiement a lieu suivant le diamètre Bi-Pariétal, Bi-Temporal, suivant un
diamètre oblique par rapport à ces derniers, ou leur étant sensiblement parallèle. La réduction de la tête se fait différemment suivant la situation des cuillers. Celles-ci répondent-elles aux extrémités du diamètre bizygomatique, on les voit le plus souvent glisser peu à peu en arrière pendant le broiement, et finalement elles
répondent aux extrémités du diamètre bimastoïdien qui est bien
moins résistant et qui cède. La résistance du diamètre bizygomatique est telle que dans nos expériences nous avons vu la base de la
tête s'incliner latéralement entre les branches du basiotribe plutôt que de céder. L'opération présente alors plusieurs particula-
rités intéressantes sur lesquelles nous nous réservons d'insister
dans un travail spécial que nous avons entrepris avec M. Bonnaire.

(1) Sänger a pensé (*Archiv. f. Gynœk.*, T. XXIV) que le
premier temps de l'opération ressemblait à une transforation
faite avec l'instrument de Hubert. Cette assimilation n'est pas jus-
tifiée, puisque le perforateur du basiotribe ne transfore pas la
base. Quant à comparer le basiotribe au céphalotribe de Lollini
(Voy. Sänger, *Arch. f. Gynœk*, T. XXIV). ou au céphalotribe
à branches inégales de Van Aübel, on ne peut y songer, en étudiant le mode d'action si différent de ces instruments.

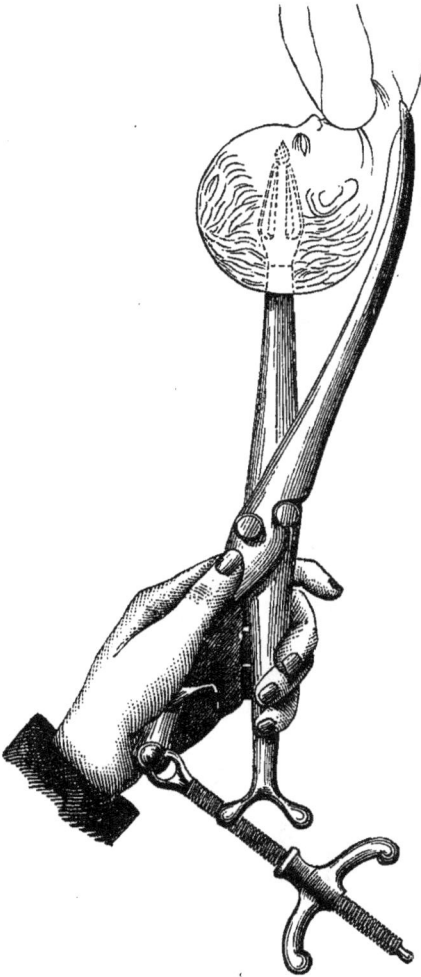

Fig. 2. — Le perforateur est introduit, la pointe dirigée vers la base du frontal, la première cuiller est appliquée contre l'occiput, on a articulé, on va procéder au broiement.

besoin, il replacerait l'instrument dans la position première) puis il vérifiera la situation de la branche gauche dont la cuiller devra autant que possible être appliquée à l'extrémité postérieure du diamètre O F (1).

Il articulera, la fig. 2 montre mieux que toute description la situation de l'instrument.

Il faut maintenant procéder au broiement des parties osseuses situées entre l'olive du perforateur et la branche gauche du basiotribe.

A cet effet, on place la tige munie d'un pas de vis et on fait tourner le volant qu'elle supporte.

La tête est saisie comme dans un cranioclaste et va tendre à s'échapper de bas en haut entre les deux branches de l'instrument, mais ici le mouvement de recul sera beaucoup moins marqué que si

(1) Autant que possible la perforation sera pratiquée dans un plan passant par la suture sagittale ou immédiatement en

on se servait du cranioclaste, grâce à la largeur et à la courbure de la branche gauche du basiotribe qui

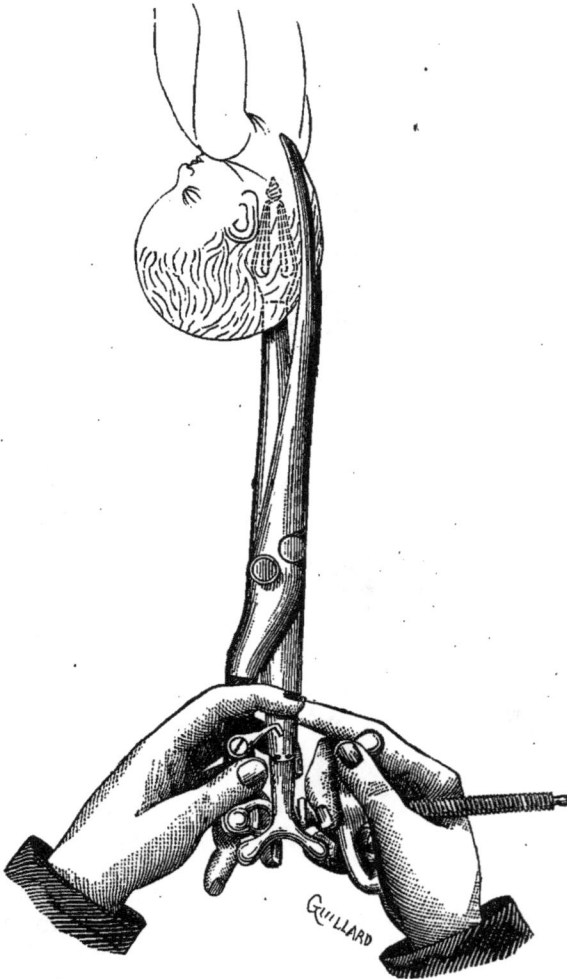

Fig. 3. — Le premier broiement est effectué.

arrière. On aura soin de veiller à ce que le perforateur introduit dans le crâne reste bien dans cette direction; si, en

s'implante dans les parties molles et s'y maintient fixe
(voy. *fig.* 3).

Dès que ce mouvement de recul est terminé, le broiement commence.

Ce broiement est exécuté par l'extrémité du perforateur, qui s'enfonce dans le sphénoïde, effondre l'apophyse basilaire, broie la voûte palatine et vient enfin s'appliquer contre la face antérieure des vertèbres cervicales, qu'elle écrase. Il suffit de comparer les dessins 2 et 3 pour voir immédiatement le chemin parcouru par l'olive du perforateur. J'ajouterai que la description précédente n'est pas théorique, mais repose sur des dissections.

Si on arrêtait ici l'opération, on n'aurait fait qu'une application de cranioclaste avec branche externe appliquée sur l'occiput, une partie de la base du crâne serait effondrée, mais le volume de la tête serait encore considérable.

Si le rétrécissement du bassin est moyen, les dimensions de la tête se réduiront pendant les tractions

effet, on porte le manche du perforateur trop en arrière, la pointe du perforateur sera inclinée vers le pariétal antérieur et on risquera de ne saisir que le segment antérieur de la voûte et de la base. Si on incline le manche trop en avant, la direction du perforateur et des cuillers sera telle, que celles-ci glisseront en arrière et ne saisiront qu'un segment postérieur de la tête. Si, cependant, la perforation a été faite sur le pariétal postérieur, on pourra afin d'éviter cette faute diriger le manche du perforateur un peu en arrière, de façon à incliner la pointe du perforateur en avant. On ne devra cependant pas exagérer cette manœuvre et la pointe du perforateur devra toujours rester en contact *avec la base du crâne.* Si on poussait trop fortement le manche du perforateur en arrière, la pointe de l'instrument serait dirigée vers le pariétal antérieur ; l'axe des cuillers serait sensiblement parallèle à la base du crâne. Quand l'enfant est peu volumineux, on obtiendrait un broiement suffisant. Mais si le fœtus était gros, si les os de la base étaient résistants, on ne saisirait et ne broierait que la voûte.

Si la perforation avait été faite en avant de la suture sagittale, on devrait diriger la pointe du perforateur un peu en arrière. Il suffirait dans ce but de porter le manche un peu en avant. Mais ici encore la pointe devra toujours rester en contact avec la base du crâne Pendant cette partie de l'opération, un aide maintient la tête à travers la paroi abdominale, il doit surtout chercher à empêcher tout mouvement de rotation ou de progression en avant.

exercées sur l'instrument, grâce à la résistance des parties dures du bassin contre lesquelles la tête sera pressée.

Le résultat sera peut-être bon, mais on reconnaîtra qu'il aura été obtenu à l'aide d'un procédé dangereux — qui ne sera jamais qu'un pis-aller. On ne pourra pas toujours impunément comprimer et trop souvent contendre les parties molles du bassin.

Il semble que si, sans retirer l'instrument, on pouvait compléter le broiement de la tête, on ferait une œuvre parfaite. C'est précisément ce que va faire la branche droite du basiotribe.

Cette branche que nous tenons de la main droite, que nous introduisons comme la branche droite d'un forceps, dont elle rappelle la forme, va être placée à l'extrémité droite du diamètre transverse du bassin et répondra à la face du fœtus.

Nous l'avons placée, nous l'articulons, et la fig. 4 montre quelle est la situation de l'instrument.

Il semble, Messieurs, que, pour terminer le broiement, nous allons faire une simple céphalotripsie. Cela est vrai, nous allons broyer la base du crâne, entre la branche droite et la branche gauche, doublée du perforateur.

Mais avouez que nous sommes dans des conditions de sécurité, j'allais dire de certitude opératoire, qui ne peuvent se trouver réalisées avec aucun céphalotribe.

La tête ne pourra pas s'échapper entre les deux cuillers qui vont la broyer, car elle est solidement maintenue par la branche gauche doublée du perforateur.

Mais sommes-nous certain de broyer complètement la base? Oui, nous ne pouvons plus ne pas la broyer.

En effet, 1° si le premier broiement que nous avons fait ne nous a pas donné une réduction suffisante du volume de la tête, nous avons au moins obtenu un résultat important : la tête est bien saisie, *nous pouvons la maintenir fixe ou lui imprimer tel mouvement de rotation que nous jugerons convenable.* L'application de la branche droite du basiotribe sera donc beau-

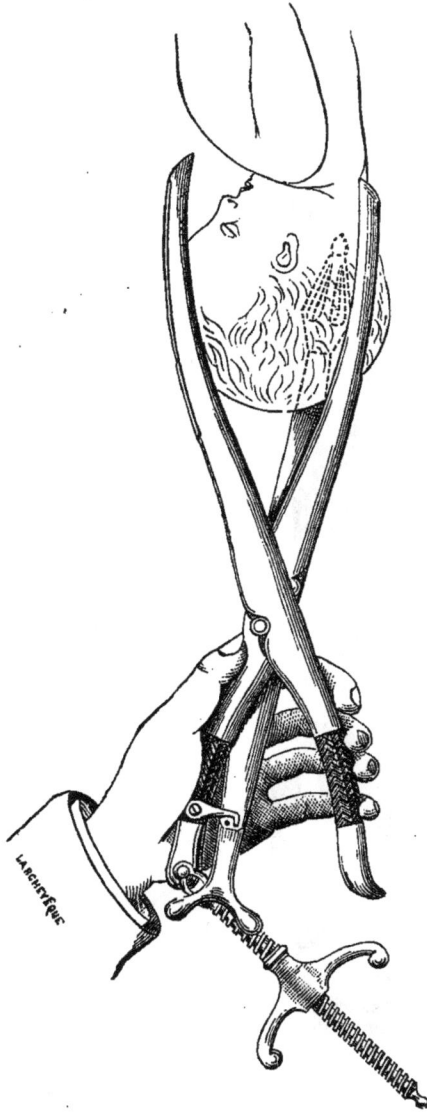

Fig. 4. — Fœtus à terme; le premier broiement est achevé, on a appliqué la branche droite et on va procéder au second broiement.

coup plus facile que s'il s'agissait d'appliquer la branche droite d'un céphalotribe (1).

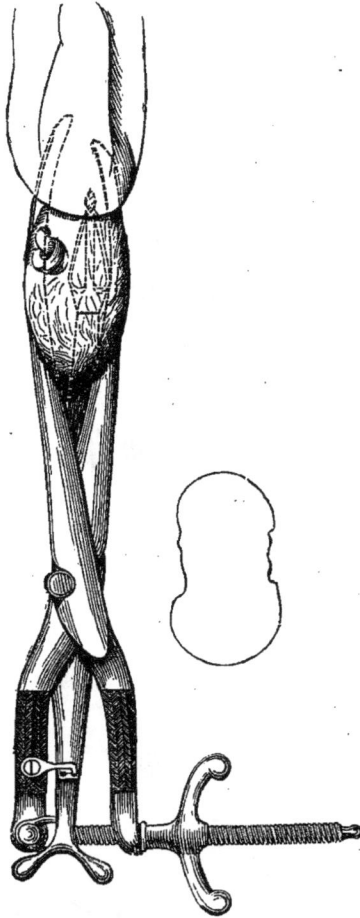

Fig. 5. — La basiotripsie est terminée.
Fig. 6. — Diagramme de la tête précédente.

---

(1) J'ai, depuis cette communication, eu l'occasion de faire une
basiotripsie dans un cas où le fœtus se présentait par le sommet
en O I G T.

Le premier broiement fut aisément effectué. Mais j'éprouvai de

2° Pendant le broiement, la tête ne pourra pas s'échapper entre les deux cuillers qui vont la broyer. Elle ne pourra pas remonter, puisqu'elle est fixée par les deux premières branches de l'appareil. Et si on a suivi les règles que nous avons données plus haut, on ne risque pas de voir la cuiller droite glisser en avant, ni en arrière.

3° Le broiement de la base sera complet, grâce à la grande longueur de la cuiller droite; si, en effet, la cuiller droite présentait une longueur égale à celle de la branche gauche, son extrémité ne viendrait s'appliquer que sur le nez du fœtus (si l'enfant est volumineux), et le broiement serait incomplet. Grâce à sa longueur, elle s'applique sur toute la face du fœtus Et quel que soit le volume de ce dernier, le broiement sera fatalement complet.

J'ai, du reste, représenté ici le résultat obtenu. La figure 5 représente le profil de la tête broyée ; la figure 6 représente le diagramme au niveau de la partie la plus large. (Ce diagramme a été obtenu sur un moulage de la tête broyée. Les diamètres antéropostérieurs étaient de 4 centim. 1 entre les branches de l'instrument; 5 cent. 5 dans la partie située à droite, 4 centim. 2, dans la partie située à gauche (1).

---

telles difficultés à appliquer la branche droite à l'extrémité droite du diamètre transverse, que je pris le parti de laisser la cuiller droite contre la symphise sacro-iliaque droite; et saisissant le manche du perforateur doublé de celui de la branche gauche, je fis tourner la tête et transformai la position G T en position G. A. Le front répondit alors à la cuiller droite et j'achevai rapidement la basiotripsie. Cette manœuvre, qui pourra rendre des services, serait impossible avec un céphalotribe. Ici il faudrait appliquer toujours les deux cuillers sur des points symétriques du bassin. Et bien souvent on ne serait pas certain d'avoir saisi la tête, car celle-ci, si fixée qu'elle soit par l'aide qui cherche à la maintenir à travers la paroi abdominale, se déplace pendant les manœuvres qu'on fait pour placer les branches ; cet inconvénient n'est pas à redouter avec le basiotribe.

(1) En recommandant de diriger la pointe du perforateur vers le frontal et de fléchir la tête, j'ai indiqué le procédé qui m'a paru, dans mes expériences, donner les résultats les plus satisfaisants. Je m'empresse de reconnaitre qu'il n'est pas toujours possible de le mettre en pratique quand on opère sur la femme, surtout quand la

Il me semble inutile d'insister sur les qualités du basiotribe envisagé comme teneur et tracteur. Quelles que soient les tractions exercées sur la tête, quelle que soit la résistance opposée à la progression de celle-ci, la situation de l'instrument sur la tête ne varie pas ainsi que j'ai pu m'en assurer dans mainte expérience.

Tels sont, Messieurs, les résultats que donne le basiotribe dans les expériences faites sur le cadavre. Il réunit, vous le voyez, les avantages du céphalotribe et du cranioclaste, puisqu'il broie comme le premier, et saisit solidement comme le second. La basiotripsie n'étant, en somme, qu'une céphalotripsie précédée d'une cranioclasie, la tête fœtale est bien broyée, bien tenue ; les indications sont donc bien remplies (1).

Mais les promesses données par cet instrument dans les expériences se sont-elles vérifiées dans la pratique clinique ? Voici des faits qui nous permettront d'élucider ce point.

Le premier que je vous citerai est emprunté à la pratique de M. le Dᴿ Pinard.

Une rachitique entre à l'hôpital Lariboisière le 17 janvier 1884. Elle est en travail et la grossesse semble être arrivée à son terme. Une mensuration attentive du bassin, montre que le diamètre antéro-postérieur du détroit supérieur mesure 6 centim. 5. M. Pinard fait la basiotripsie. Le résultat a été sensiblement égal à celui que j'ai obtenu dans les expériences que je vous ai décrites tout à l'heure et que j'ai représentées fig. II puisque, entre les cuillers, les dimensions de la tête étaient de 4 centim. 5 au maximum, de 4 centim. 2 au minimum.

---

tête est amorcée au détroit supérieur. Dans ce cas, on se contentera de diriger le perforateur directement vers la base sans chercher à fléchir la tête, mais on veillera à ce que la pointe du perforateur ne s'éloigne pas d'un plan passant par la suture sagittale ou immédiatement en arrière. Quand on a fait la perforation près du bregma, la tête se défléchit pendant l'application de la branche gauche. Le menton vient s'encastrer dans la cuiller droite et la prise est très solide.

(1) Depuis que cette communication a été faite, j'ai eu l'occasion de faire deux nouvelles basiotripsies dans des positions gauches. Les résultats ont toujours répondu à mon attente.

A gauche de l'instrument la tête mesurait 5 cent.,
à droite 5 centimètres.

Vous comprendrez qu'avec une telle réduction de la

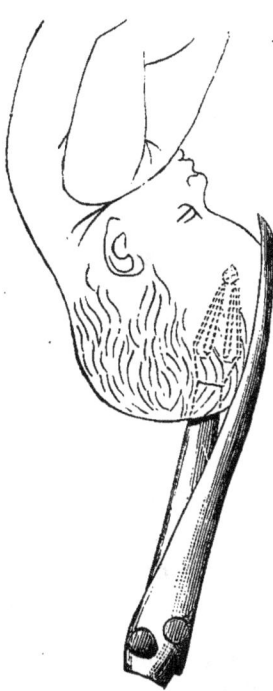

Fig. 7. — Le fœtus se présente
en O, I, D, T, le perforateur introduit
sur la suture sagittale en avant de
la fontanelle postérieure est dirigé
vers la base du frontal, la petite
cuiller est en place.

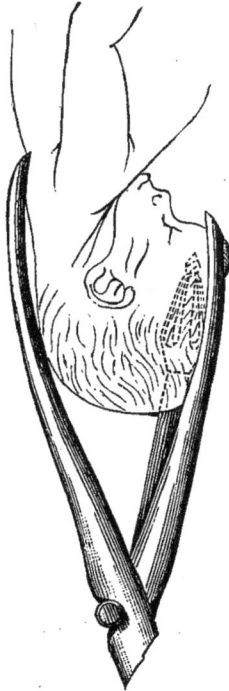

Fig. 8. — On a appliqué la
grande cuiller et commencé le broiement. Le premier effet obtenu est
l'effondrement de la voûte crânienne, saisie entre le perforateur et la
petite cuiller.

tête, M. Pinard ait pu très facilement et du premier
coup, terminer l'accouchement.

Voici un second fait. Une femme rachitique, arrivée
au terme de sa grossesse, entre à l'hôpital de la Charité,
service de M. Budin, dans le mois de mars de cette
année.

Le détroit mesure 6 centimètres dans son diamètre antéro-postérieur (cette mensuration a été faite sur le cadavre). Je fais la basiotripsie et très rapidement, sans une reprise, je puis extraire un enfant à terme. Les seules difficultés que j'aie rencontrées se sont produites pendant l'extraction des épaules. Le moulage de la tête broyée est déposé au musée du service d'accouchements de la Charité. Malheureusement, cette femme, qui était infectée au moment de son entrée dans le service, succombait deux jours plus tard. L'autopsie montra qu'il n'y avait aucune déchirure des parties molles.

IV. Quand il s'agit d'une présentation du sommet en O I D T, les résultats donnés par le basiotribe ne sont pas moins bons.

Les détails dans lesquels je suis entré dans le paragraphe précédent, me dispensent d'insister longuement sur les différents temps de l'opération. Je n'indiquerai donc que quelques points particuliers.

On peut suivre ici un procédé analogue à celui que nous avons indiqué pour la position gauche transverse du sommet. Les figures 7 et 8 représentent deux temps de l'opération ainsi faite.

On a introduit le perforateur en avant de la fontanelle postérieure et son extrémité a été dirigée parallèlement à la base du crâne pour être appliquée à peu près contre l'apophyse *Crista galli*. La cuiller gauche étant appliquée contre la voûte du crâne, on peut rapprocher sans aucune difficulté les deux branches de l'instrument qui ne sont séparées que par l'épaisseur d'un segment de la voûte. En agissant ainsi, on ne fait aucun broiement ; on se borne à saisir la tête comme on le ferait avec un crânioclaste dont une branche serait introduite dans le crâne, et dont la branche externe serait appliquée sur la voûte.

Cela fait, la branche droite est, par suite de sa grande longueur, appliquée sur l'occiput. Son extrémité remonte jusque sur les dernières vertèbres cervicales, et même jusqu'aux premières vertèbres dorsales.

Le broiement aura pour effet d'effondrer la voûte du crâne, mais bientôt la base sera directement soumise à

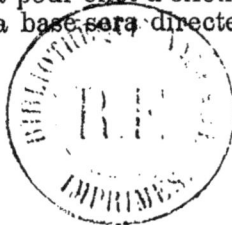

la pression exercée par les cuillers de l'instrument. La tête se *fléchira* de plus en plus, mais ne remontera pas au-dessus de l'instrument. La base s'affaissera enfin sous la pression de l instrument (1).

Pour donner un exemple du résultat qu'on peut obtenir, nous dirons que, dans une de nos expériences, les dimensions de la tête fœtale avant l'expérience étaient les suivantes :

D, O, F. . . . . 10,5.
— O, M. 11
— Bi-P. 8,6
— Bi-T . . . . . 7,6.

Une fois le broiement effectué, les dimensions de la tête étaient :

Entre les cuillers. . . . . 4 c. 3.
à gauche des cuillers . . . . 4 c. 1
à droite des cuillers. . . . . . . 6.

Ici encore je puis citer un fait clinique venant confirmer ces résultats.

Au mois d'avril de cette année, je suis appelé à l'hôpital Saint-Antoine, pour accoucher une femme rachitique dont le bassin était rétréci : le diamètre antéropostérieur du détroit supérieur mesurait un peu moins de 7 centimètres. L'enfant se présentait par le sommet en position droite transverse. J'eus recours au procédé précédent et l'extraction fut très facile (2).

---

(1) Ce mouvement de bascule de la tête se retrouve dans tous les cas où on applique un céphalotribe et surtout un basiotribe du front à l'occiput sur une tête fléchie. Le broiement vrai, tel que le décrivent les auteu s, ne s'observe guère que dans les cas où la tête est saisie suivant un diamètre transverse de la tête. Si on veut bien jeter un coup d'œil sur la série de figures annexées à ce mémoire, on notera avec nous que le basiotribe est non seulement un broyeur, mais encore un basculeur de la tête, la fléchissant quand il y a présentation du sommet, la défléchissant le plus possible quand il y a présentation de la face. Le mécanisme du broiement de la tête sera plus longuement étudié dans un travail spécial que nous préparons avec M. Bonnaire.

(2) Depuis cette époque, j'ai fait à l'hôpital Lariboisière une nouvelle basiotripsie, l'enfant se présentant par le sommet en position droite, le résultat a été excellent.

·Mais si j'en crois, Messieurs, mes recherches expérimentales, il est un autre procédé qui pourra donner de
bons résultats.

Si la tête est peu fléchie, si on est obligé de faire la
perforation au niveau du bregma ou dans son voisinage,
on pourrait imiter le procédé que suit Braun dans l'application du cranioclaste, c'est-à-dire diriger l'extrémité
du perforateur vers l'occiput, défléchir la tête, tranfor-
mer la présentation du sommet O I D en présentation
de la face M I G et
terminer l'opération
suivant les règles que
je vais indiquer (1).

V. Présentation de
la face en M I G T. Je
passe ici rapidement
et me borne à indiquer
les points saillants de
l'opération, qu'il est
pos-ible de suivre sur
ces dessins.

Dans le dessin 9, le
perforateur est intro-
duit à travers le front,
son extrémité est di-
rigée vers l'occiput.
On accentue la défle-
xion de la tête. On ap-
plique ensuite la bran-
che gauche qui répond
à la face, et on fait le
premier broiement. Le
mouvement de recul
de la tête est peu mar-
qué, la cuiller gauche
est assez longue pour
que son extrémité dépasse le menton ; la fenêtre qu'elle

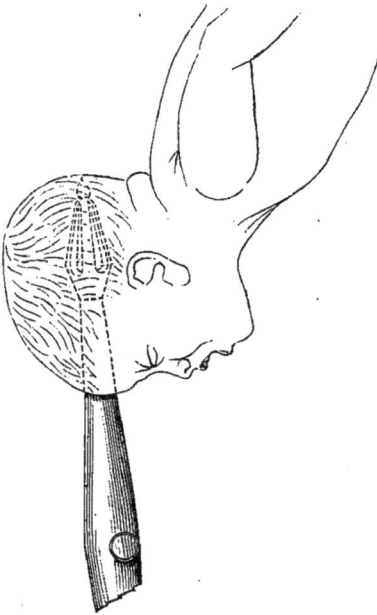

Fig. 9. — Présentation de la face en
M. I, G T. Le perforateur introduit au milieu du front est dirigé parallèlement à la
base vers l'occiput et permet d'accentuer
la déflexion de la tête.

(1) Ce procédé me parait devoir être préféré au précédent. En
effet, la masse de tissus saisis entre le perforateur et la petite
cuiller est assez épaisse pour que la tête soit solidement fixée

présente est assez large pour que le menton vienne s'y
encastrer et la tête peut, ainsi, rester bien et totalement
saisie.

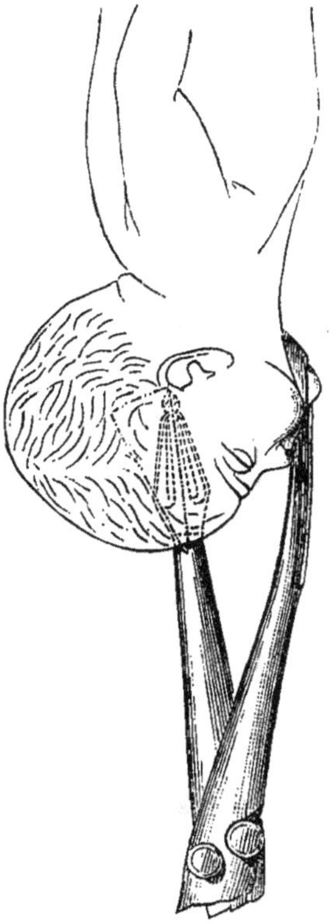

Fig. 10. — La cuiller gauche
est appliquée. Il y a eu un mouvement de recul de la tête, le menton
s'est encastré dans la fenêtre de la
cuiller. On a commencé le broiement, la ligne ponctuée représente
le chemin parcouru par le perforateur.

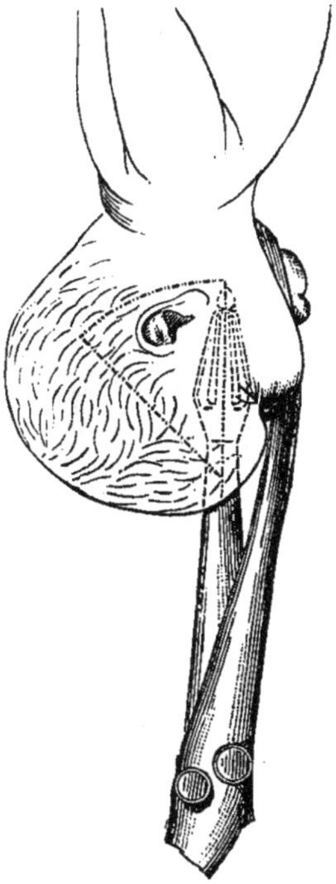

Fig. 11. — La petite cuiller
a été appliquée sur la face, le
premier broiement est presque terminé. La ligne ponctuée indique
le trajet parcouru par l'olive du perforateur.

pendant l'application de la grande cuiller. C'est là un avantage
qu'on ne retrouve pas toujours quand on ne saisit entre le perforateur qu'un segment de la voûte du crâne.

J'ajouterai que si on fléchit la tête suivant un procédé identique

L'olive du perforateur va effondrer graduellement la base du crâne, la voûte palatine, va parcourir, en un mot, tout le trajet figuré par une ligne ponctuée sur la

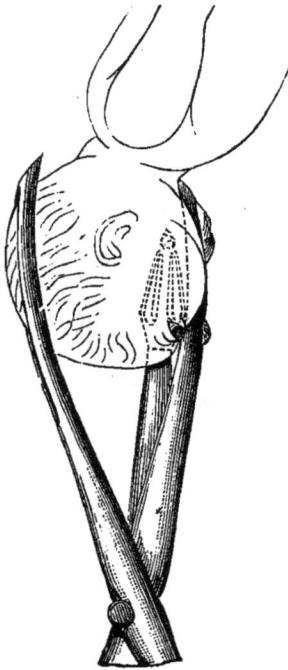

Fig. 12. — Présentation de la face en M, I, G, T. Le premier broiement est terminé. La grande cuiller est appliquée contre l'occiput.

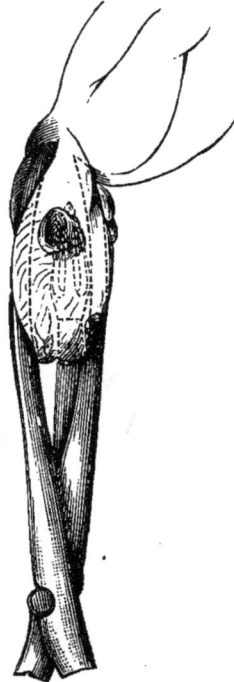

Fig. 13. — Présentation de la face en M, I, G, T, tête broyée.

figure 11. La tête, qui était très défléchie au début de

à celui que nous avons indiqué en étudiant l'application de l'instrument dans la position gauche transverse, la grande cuiller sera appliquée sur la nuque. Pendant le broiement, on verra tout d'abord la voûte saisie entre le perforateur et la première cuiller s'effondrer, mais ensuite la grande cuiller aura une grande tendance à glisser en avant, et la prise de la tête sera mauvaise.

Bien qu'en agissant ainsi, on puisse encore aisément extraire la tête, si le bassin n'est pas très rétréci, et dans ce dernier cas, rel'opération, est maintenant presque fléchie. Les divers degrés de ce mouvement de flexion se voient bien en comparant les dessins 9, 10, 11, 12. Nous avons obtenu tout ce qu'un cranioclaste eût pu nous donner. Une partie de la base est encore intacte, la voûte présente encore un certain volume. Nous allons effondrer cette dernière avec la branche droite et aplatir la base en faisant basculer la tête et la défléchissant (comparez la position de l'oreille dans les figures 12 et 13.)

Vous voyez, figure 13, le résultat obtenu.

Les dimensions de la tête broyée sont :

```
Entre les cuillers de l'instrument. .  5 c. m.
à gauche . . . . . . . . . . . . . .  6 c. m.
à droite. . . . . . . . . . . . . . .  6 c. m.
```

Avant l'opération les diamètres de la tête étaient :

```
O  F. . . . . .  9,5.
O  M. . . . . .  11,5
Bi P. . . . . .  8
Bi T. . . . . .  7
S  O  B. . . .  9,5.
```

VI. De la basiotripsie dans la présentation de la face en M I D T.

J'ai expérimenté le basiotribe dans la présentation de

commencer une nouvelle basiotripsie en ne retirant que les cuillers, il me parait préférable de recourir de suite au procédé que je viens d'indiquer

Cependant, en pratique, il n'est pas toujours aisé de défléchir la tête comme je l'ai indiqué ici. On obtiendra d'excellents résultats en agissant ainsi qu'il suit. On fera la perforation le plus près possible du bregma *sur le plan sagittal median* et on dirigera la pointe du perforateur directement vers la base du crâne sans exercer de pression sur cette dernière, mais en ayant soin de ne l'incliner ni en avant ni en arrière. On appliquera la petite cuiller qui devra répondre à la face, et pendant le premier broiement, le menton s'encastrera dans la fenêtre de cette cuiller, la tête se défléchira sensiblement, et sera bien fixée ; la grande cuiller sera dès lors appliquée plus sûrement ; j'ajoute qu'appliquée sur l'occiput, elle aura une moindre tendance à glisser en avant.

Si on faisait la perforation en avant ou en arrière de la ligne sagittale, on modifierait l'inclinaison du perforateur suivant les règles que nous avons données plus haut.

la face en M I D T. Les résultats ont été fort satisfaisants.

Deux procédés semblent devoir être adoptés de préférence.

On peut faire la perforation au milieu du front et diri-

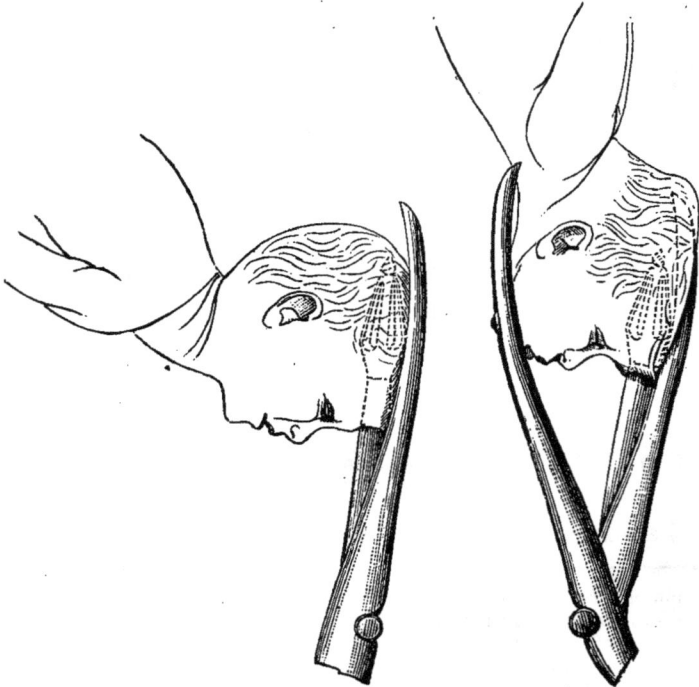

Fig. 14. — Présentation de la face en M I D T le perforateur et la petite cuiller sont en place, et rapprochés l'un de l'autre.

Fig. 15. — On commence le broiement de la tête. La ligne ponctuée montre la situation de la cuiller qui déprime la voûte du crâne.

ger le perforateur vers l'occiput, après avoir défléchi la tête ; après avoir appliqué la petite cuiller sur la voûte du crâne, on rapprochera très aisément ces deux parties de l'instrument, car on ne saisira qu'un segment de la voûte du crâne, c'est-à-dire une couche peu épaisse de tissus. (Voyez fig. 14.)

La grande cuiller étant placée sur le menton, on procédera au broiement de la tête.

Tout d'abord, le menton s'enfoncera plus profondément dans la fenêtre de la cuiller droite, puis la cuiller gauche déprimera la partie moyenne de la voûte du crâne sur laquelle elle est appliquée. (Voyez fig. 15.) Quand le perforateur aura atteint la base du crâne (voyez fig. 16) le broiement de celle-ci commencera.

Notons que si l'enfant est volumineux, la cuiller gauche doublée du perforateur n'aplatit pas la voûte dans toute sa largeur pendant le broiement, mais déprime seulement la partie de celle-ci qui est saisie entre elle et le perforateur. Les figures 16 et 17 montrent cette disposition de l'instrument. La voûte du crâne fait, de chaque côté de la cuiller gauche, une saillie. Celles-ci ne sont toutefois pas assez marquées pour s'opposer à la sortie de la tête.

Ce procédé présente un inconvénient. La tête est mal fixée par la branche gauche et l'olive du perforateur, d'où parfois des difficultés dans l'application de la branche droite.

Cet inconvénient disparaît, si j'en crois l'expérience, quand on a recours au procédé suivant :

On perfore au niveau de la cavité orbitaire postérieure (cavité orbitaire gauche du fœtus (1), on dirige le perforateur vers l'occiput, ou plutôt vers la branche droite de la suture lambdoïde ; la branche gauche de l'instrument est appliquée sur la voûte, mais ici les tissus saisis sont assez épais pour que la prise soit solide et la tête bien fixée, la cuiller droite est appliquée obliquement sur le menton et la tête est bien réduite.

VII. Telles sont, Messieurs, les quelques observations

---

(1) Ne peut-on pas choisir la cavité orbitaire antérieure ? Les résultats ont été des plus satisfaisants dans nos recherches expérimentales. Nous inclinions fortement les manches en avant de manière à diriger la pointe du perforateur assez en arrière pour saisir obliquement la tête et éviter le glissement des cuillers en avant. Les résultats ont été meilleurs qu'avec le procédé que nous indiquons dans le texte. Avant de juger ce procédé nous aurions besoin de voir si chez une femme on pourrait suffisamment porter les manches en avant pour reproduire les conditions de nos expériences.]

que je désirais vous présenter sur le basiotribe. Je n'ai voulu que vous citer les heureux résultats des recher-ches expérimentales et la confirmation que leur a don-née la pratique. Je ne prétends pas porter un jugement définitif sur le nouvel instrument dont le professeur Tarnier vient de doter l'obstétrique, mais je veux, en

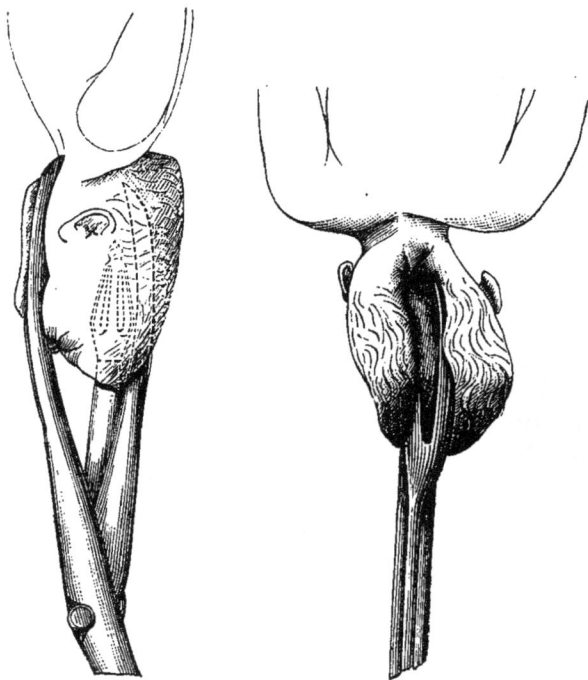

Fig. 16 et 17. — Disposition de l'instrument quand, pendant le broie-ment, le perforateur est arrivé au contact de la base.

terminant, reconnaître que le principe sur lequel le basiotribe est fondé, est juste et fécond. Quant à l'instru-ment considéré en lui-même, il n'est certainement pas définitif, mais je le crois bon et j'ai la conviction pro-fonde qu'en l'imaginant, M. le professeur Tarnier a fait faire à l'obstétrique un progrès égal à celui qu'il a provoqué en posant le principe du forceps à tiges de tractions (1).

---

(1) M. Tarnier vient de modifier l'olive du perforateur. Nous avons fait trop peu d'expériences avec le nouvel instrument pour apprécier cette modification de détail qui ne change en rien la disposition du basiotribe. Depuis la publication de cet article, j'ai fait, le 25 décembre 1884, une nouvelle basiotripsie dans le service de M. Budin, à l'hôpital de la Charité. L'enfant se présentait en O I G A. Le résultat a été excellent. Le moulage de la tête est au musée du service d'accouchements de M. Budin.

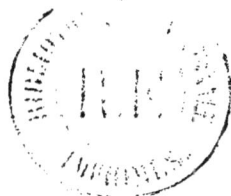

PARIS. — IMP. V. GOUPY & JOURDAN, RUE DE RENNES, 71.

www.ingramcontent.com/pod-product-compliance
Lightning Source LLC
Chambersburg PA
CBHW060507200326
41520CB00017B/4941